ESSAI THÉORIQUE ET PRATIQUE

SUR LA

BLENNORRHAGIE

DE NATURE

RHUMATISMALE

Par A. V. BONNIÈRE

DOCTEUR EN MÉDECINE

PARIS. — IMP. VICTOR GOUPY, RUE GARANCIÈRE, 5.

DE LA

BLENNORRHAGIE

RHUMATISMALE

Il arrive parfois dans le cours d'un écoulement uréthral, qu'il se manifeste du gonflement, de la douleur dans une articulation quelconque, une arthrite, en un mot.

Jusqu'au siècle dernier, jusqu'à Musgrave et Brodie, on n'avait pas imaginé qu'il pût y avoir un rapport de cause à effet entre la blennorrhagie et l'arthrite qui se déclarait coïncidemment avec elle; mais une fois l'éveil donné, les observations ne tardèrent pas à pleuvoir de tous côtés, et, à la faveur d'une théorie commode, l'arthrite blennorrhagique fut créée de toutes pièces.

Cependant, les protestations ne manquèrent pas; les dissidents furent d'autant plus nombreux qu'on ne pouvait donner que des explications spécieuses de la manière dont la maladie se transmettait de l'urèthre aux articulations, et les bons esprits n'en étaient point satisfaits.

En effet, ni la métastase, ni la métaptose, ni la sympathie ne suffisent à expliquer ce transport de la maladie, d'une membrane muqueuse comme celle de l'urèthre, sur des organes qui lui ressemblent aussi peu que les articulations. Aussi, dans ces derniers temps, n'a-t-on plus voulu voir dans ce prétendu rapport qu'une simple coïncidence de deux maladies distinctes, et c'est surtout M. Thiry, de Bruxelles, qui a défendu avec le plus d'autorité cette idée — qui nous paraît aussi fausse que celle qu'elle prétend détrôner. Pour nous, il n'existe pas d'arthrite blennorrhagique, c'est-à-dire d'arthrite due exclusivement à la blennorrhagie, se manifestant sous l'influence seulement de cette dernière, et sans aucune prédisposition constitutionnelle. Au contraire, nous croyons qu'une certaine forme de blennorrhagie et l'arthrite peuvent toutes deux reconnaître une même genèse, la filiation rhumatismale.

Il est hors de doute aujourd'hui que le rhumatisme peut siéger sur presque tous les organes de l'économie, depuis les nerfs jusqu'aux membranes muqueuses et jusqu'aux articulations.

Il résulte, en outre, selon nous, des dernières découvertes de la science et des expériences de M. Claude Bernard que la section ou la paralysie des nerfs vaso-moteurs détermine dans les organes où se rendent ces nerfs, — et tous les organes en renferment, — un état fluxionnaire qu'on peut comparer à la fluxion rhumatismale.

Or, si l'on veut admettre qu'un état morbide, — névrite ou névropathie vaso-motrice, — puisse modifier d'une manière spéciale ou annihiler jusqu'à un certain point les fonctions de ces nerfs, il en résultera une congestion fluxionnaire des organes dans lesquels ils se distribuent.

On sait que tous les nerfs vaso-moteurs ont, en définitive, une origine ou un *consensus* commun, le grand sympathique, et sont par conséquent des branches d'un même tronc; on comprendra donc facilement que la même cause générale qui aura déterminé une lésion d'une de ces branches, pourra porter avec la plus grande aisance son action sur une autre branche; en outre, on sait que lorsque deux organes contigus ou solidaires s'enflamment successivement, le second organe malade paraît exercer en faveur du premier un acte dérivatif. Ces données nous expliquent l'extrême mobilité qu'on regarde comme caractéristique des lésions rhumatismales, les organes exerçant les uns au profit des autres et successivement une action révulsive; en définitive, c'est toujours le même système de l'économie qui est atteint primitivement, le système vaso-moteur. Cette théorie n'a, croyons-nous, jamais été émise encore, mais nous pensons qu'elle donne des faits une explication plus plausible, plus réelle, que toutes celles qui ont été fournies jusqu'ici.

Sous l'influence de la diathèse rhumatismale ou de la névropathie vaso-motrice, un afflux sanguin se produit sur un organe quelconque; les capillaires se dilatent, le sang s'accumule dans leurs conduits : c'est le premier degré de la fluxion, c'est l'hyperémie; la circulation est ralentie, mais n'est pas abolie. Dans un second degré, la fluxion proprement dite, la dilatation vasculaire est plus grande encore; la sérosité du sang transsude à travers les vaisseaux; les parties malades s'engorgent; s'il y a des ruptures des vaisseaux capillaires, elles sont peu importantes; les dépôts plastiques albuminoïdes sont encore peu considérables.

Mais si la congestion est portée à un point plus élevé, les tissus sont envahis par des exsudats solides ou détruits; la circulation est abolie d'une manière presque complète; l'épithélium des séreuses ou des muqueuses devient le siége d'une imbibition mécanique; les lamelles se décollent et se détachent; les tissus sous-jacents sont dénudés; on a alors un travail véritablement phlegmasique, une inflammation pyogénique secondaire : les éléments destinés à la formation de l'épithélium sont transformés en produits purulents et on retrouve au microscope tous les caractères du pus; en même temps la muqueuse dépouillée laisse transsuder du sang en quantité variable, de sorte que la sécrétion peut n'avoir qu'une teinte rosée ou peut paraître constituée uniquement par du sang.

Nous ne pouvons nous étendre plus longuement sur ces données; nous croyons avoir fait comprendre suffisamment notre manière de voir sur les points fondamentaux de la nosologie du rhumatisme; nous nous contenterons de faire remarquer que ces distinctions d'intensité permettent de se rendre un compte exact de la rapidité avec laquelle marche la résolution des parties rhumatisées; il n'y a souvent qu'une exsudation séreuse qui se résorbe en quelques heures. La dilatation des capillaires par la sérosité explique aussi la rareté de la terminaison phlegmoneuse, la fibrine s'accumulant difficilement dans les vaisseaux dont le calibre est augmenté, à moins que la stase fluxionnaire ne soit si considérable qu'elle détruise tous les tissus; mais cela est rare dans le rhumatisme, lorsque celui-ci siége sur des parties inaccessibles à l'air extérieur et aux autres agents d'irritation.

Cela posé, voyons ce qui se passe lorsque la diathèse rhumatismale se met en jeu sur les organes génitaux. Nous avons dit que la cause primitive des manifestations rhumatismales consistait dans une perversion ou une abolition des fonctions vaso-motrices ; si l'action porte d'abord sur les nerfs qui se distribuent au canal de l'urèthre ou à la muqueuse du gland, on observera, comme premier symptôme, un état fluxionnaire de ces organes ; la muqueuse sera rouge, tuméfiée ; une quantité plus ou moins considérable de mucus aqueux, lactescent, sera exhalée par les glandes de la muqueuse ; bientôt l'épithélium détrempé par cette sécrétion anormale sera entraîné avec le mucus ; au microscope on trouvera une quantité considérable de cellules épithéliales avec des globules de mucus : ce sont ces éléments muqueux qui donnent au liquide son apparence blanchâtre.

La muqueuse privée de son épithélium protecteur et irritée sans cesse par le contact de l'urine, s'enflamme réellement. La simple fluxion prend les caractères d'une véritable inflammation et la sécrétion muqueuse contient, outre les éléments précédents, des globules de pus ridés ou à noyaux : on a alors affaire à une uréthrite véritable, *dont l'écoulement devient susceptible de déterminer de véritables inflammations sur les muqueuses avec lesquelles on le met en contact*, en vertu du pouvoir irritant dont le pus est doué.

Plus tard, lorsque l'épithélium s'est décollé, l'écoulement est constitué par du pus mélangé de sang ; on observe quelquefois de véritables hémorrhagies, une hématurie inquiétante.

Dans toutes les périodes de la maladie, l'écoulement est toujours très-abondant.

Les douleurs sont d'abord peu intenses, le malade ne ressent qu'une légère cuisson ou un engourdissement, *qui persistent dans les intervalles des émissions de l'urine*; dans les premiers temps, lorsque l'écoulement n'est encore que muqueux, la miction est peu ou pas douloureuse, quoique très-lente, à cause du boursoufflement des parois du canal; nous avons vu des malades qui rendaient des flots de mucus, sans accuser la moindre exaspération de la douleur au contact de l'urine.

Plus tard, lorsque la muqueuse est excoriée, les douleurs augmentent : mais elles ont pour caractère d'être lancinantes, *d'être continues*; le canal de l'urèthre est fortement gonflé, il ressemble à une corde tendue à la partie inférieure de la verge : ce résultat est dû au dépôt de matières fibrineuses ou albumineuses dans l'épaisseur des tissus; sa rénitence fait contraste avec la mollesse des corps caverneux; la verge peut paraître cordée, mais au bout de quelques minutes sous les efforts de l'érection, le canal s'allonge, la verge reprend à peu près sa rectitude normale; presque toujours le gland est rouge et tuméfié : il en est de même du prépuce.

L'observation suivante nous fera voir quels sont, chez les femmes, les symptômes du rhumatisme localisé sur les organes génitaux.

Madame E..., fleuriste, 40 ans, d'un tempérament sanguin, a été depuis plusieurs années sujette à des accidents rhumatismaux fréquents.

Depuis deux mois elle n'a pu quitter le lit; d'abord localisée sur les articulations vertébrales, la maladie a envahi successivement les épaules et les coudes, et en dernier lieu des accidents graves se sont déclarés du côté du cœur; quand je vois madame E... pour la première fois, 15 novembre 1864, 4 heures du soir, je la trouve à demi assise sur son lit, à demi suffoquée et poussant un cri à chaque inspiration; à l'auscultation je constate un bruit de souffle râpeux, rude, occupant les deux temps; les mouvements du cœur sont tumultueux et cependant le pouls est inégal, petit, serré. Éclairé par les antécédents, je prescris 40 sangsues à la région précordiale et les pilules suivantes à prendre de demi-heure en demi-heure :

℞		
℞	Sulfate de quinine. . . , ...	1 gramme.
	Extr. de digitale.	0,10 centigr.
	Extr. thébaiq.	0,10 centigr.
	En 8 pilules.	

Promener des sinapismes aux extrémités inférieures et donner pour boisson une infusion de tilleul nitrée. Quelques heures après, les douleurs commencèrent à se calmer et, le lendemain, madame E... m'apprenait qu'elle avait dormi quelques instants pendant la nuit.

Pendant huit jours les accidents continuèrent à décroître; mais le 24, au matin, je constate que le genou gauche est envahi à son tour; je prescris les mêmes pilules que ci-dessus; je fais administrer 10 grammes de nitrate de potasse dans de l'eau de Vals-Rigolette édulcorée avec du sirop de cinq-racines, et fais donner deux bains de vapeur : les accidents se calment.

Dix jours après, madame E... se plaint d'une sensation de cuisson aux parties génitales; je constate un gonflement considérable de tous les organes génitaux externes; la muqueuse des grandes et des petites lèvres est rouge, tendue, luisante, dans les parties les plus extérieures; si on les écarte, on constate un suintement muqueux, filant, blanchâtre, en assez grande quantité, surtout à l'orifice du vagin ; il y a du ténesme vésical et rectal. Le soir je revois madame E..., l'écoulement est devenu très-abondant; la malade a été obligée de se procurer un coussin en caoutchouc, pour n'avoir pas le siége mouillé; les douleurs sont atroces; à chaque instant des envies d'uriner et d'aller à la garde-robe se reproduisent sans résultat. A la percussion je constate la plénitude de la vessie; je n'introduis la sonde qu'avec les plus grandes difficultés, car le moindre attouchement arrache des cris et je ne puis découvrir l'orifice du canal de l'urèthre.

Convaincu que j'avais affaire à un rhumatisme des organes génitaux, je prescris pilules et tisane *ut suprà* et des fumigations tièdes et continues de plantes aromatiques.

Le lendemain matin les parties génitales ne présentent qu'une large plaie; je ne puis mieux comparer leur aspect qu'à la surface du derme après l'application d'un vésicatoire ; il en découle des flots de pus. On n'a pu se procurer de bains de vapeur le soir, je les fais venir immédiatement, et réitère l'ordonnance de la veille ; malgré des essais répétés, je ne puis parvenir à introduire la sonde dans la vessie.

Le même jour, au soir, les accidents paraissent un peu moins aigus ; je parviens à sonder la malade ; un lavement additionné d'huile de ricin et d'essence de térébenthine amène quelques matières. — Continuation des mêmes moyens et surtout des fumigations.

Le 6, les accidents ont beaucoup diminué ; la malade a dormi quelques heures; vers 5 heures, elle a pu émettre quelques gouttes d'urine; l'écoulement est toujours très-abondant, mais les parties sont un peu moins tendues et moins douloureuses. — Continuation des mêmes moyens : je substitue 0,10 centigr. d'extrait de colchique à l'extrait de digitale.

Les jours suivants, amélioration progressive : disparition lente de l'écoulement qui persiste lorsque la rougeur et le gonflement ont disparu.

Le 21, l'articulation de la hanche gauche et celle du gros orteil du même côté, se prennent à la fois; 5 jours après, celle du coude droit est envahie à son tour.

Enfin, jusqu'au 16 janvier, madame E... fut en proie à des attaques successives de rhumatisme sur les membres, sur la région épigastrique, sur celle de la rate, des reins, etc.; en un mot, une région n'est pas plutôt débarrassée qu'une autre se prenait à son tour....

Depuis cette époque rien n'a reparu.

Ce fait est assez significatif et assez probant : il n'a pas besoin de commentaires.

Un des caractéres de la blennorrhagie qui nous occupe est d'envahir d'emblée une grande étendue du canal de l'urèthre ou des autres organes génito-urinaires : c'est généralement vers le périnée que se manifestent les premières douleurs; lorsque la maladie a progressé, lorsque la sécrétion est devenue purulente, les douleurs très-aiguës, on observe souvent un état fébrile intense, de la céphalalgie, de la soif, de l'anorexie; quelquefois les battements du cœur sont tumultueux : ces symptômes passent souvent inaperçus, le médecin ne prêtant généralement qu'une médiocre attention aux premiers phénomènes de ce qu'il regarde comme une simple chaudepisse.

La maladie arrivée à ce point décroît spontanément ou sous l'influence d'un régime doux seulement; il semble que le malade va bientôt en avoir fini avec son prétendu échauffement, lorsque tout à coup un engourdissement, une roideur se manifestent dans une articulation, dans un testicule ou dans tout autre organe; bientôt les douleurs deviennent contusives, lancinantes, térébrantes;

elles s'exaspèrent toujours par la pression et surtout par les mouvements qu'elles rendent tout à fait impossibles ; quoi qu'en dise M. Velpeau, dans tous les cas que nous avons observés, l'arthrite a été excessivement douloureuse, aussi douloureuse que l'est tout rhumatisme des articulations. Un gonflement considérable avec épanchement dans les cavités articulaires, se produit en même temps que la douleur ; la peau qui recouvre l'articulation reste quelquefois d'une coloration normale, d'autres fois elle est rouge, tendue, érysipélateuse. L'arthrite comme toutes les autres manifestations rhumatismales, peut disparaître brusquement, quitter la jointure qu'elle avait envahie et se porter sans raison apparente sur une autre articulation ou sur un autre organe quelconque.

La manifestation articulaire du rhumatisme n'attend pas toujours que la blennorrhagie soit arrivée à sa période de décroissance pour se produire ; dans la plupart des cas rapportés par les observateurs et dans ceux que nous avons rencontrés nous-même, l'arthrite s'est déclarée au moment où l'inflammation uréthrale était à son *summum* d'intensité ; en outre, quoi qu'en disent les auteurs et en corroboration d'une observation semblable rapportée par M. Jarjavay, nous avons vu chez un enfant l'arthrite alterner avec une balano-posthite et passer à l'état chronique. Voici le fait tel qu'il a déjà été publié par nous.

L'enfant Avril est âgé de sept ans ; il est bien constitué et n'a jamais présenté de symptômes de maladies constitutionnelles. Depuis quelques mois, ses parents ont quitté un logement sain et aéré, et l'enfant couche dans une arrière-boutique sombre et humide.

Le 25 mars, l'enfant se plaint de douleurs de tête, la peau est rouge, luisante sur la tempe gauche et sur une partie du cuir chevelu ; le lendemain, éruption eczémateuse sur les mêmes points.

Le 28, l'éruption a envahi tout le cuir chevelu; écoulement muco-purulent très-abondant.

La maladie persiste dans cet état jusqu'au 2 avril. Ce jour-là, l'enfant va à la messe, en rentrant il dit qu'il a eu froid et se plaint de douleurs dans les cuisses et les jambes; le 3, l'éruption eczémateuse a cessé de sécréter; la coloration de la peau a beaucoup pâli.

Le 4, des douleurs articulaires très-intenses se manifestent dans le genou gauche ; l'articulation est fortement gonflée; un épanchement assez considérable soulève la rotule; la maladie semble siéger plutôt dans les tissus fibreux péri-fémoraux, que sur les surfaces articulaires ; après avoir présenté une certaine cre acuité pendant deux jours, le rhumatisme commence à décroître lentement; mais le 15, les douleurs articulaires cessent subitement et une balano-posthite se déclare.

Pendant huit jours le gonflement articulaire continue à se résoudre, et la balanite suit sa marche : l'écoulement est assez abondant, et la tuméfaction du prépuce est considérable.

Le 23, l'arthrite reparaît, la balano-posthite commence à décroître et trois jours après il ne reste qu'un peu d'induration du prépuce.

L'arthrite est peu douloureuse, quoique le gonflement soit très-considérable; elle persiste dans le même état jusqu'au 7 mai; ce jour-là, les parents conduisent leur enfant à M. Marjollin qui diagnostique un abcès du creux poplité et veut, séance tenante, pratiquer une ponction. La mère s'y oppose et l'enfant m'est ramené.

La fluctuation ne me paraît pas assez manifeste pour affirmer l'existence d'une collection purulente. Je préfère attendre et propose l'emploi d'un appareil compressif composé de bandes de tissu élastique.

Le lendemain, l'appareil est appliqué; je ne le laisse en place que pendant deux ou trois heures, car il détermine un œdème considérable des parties situées au-dessous de la ligature.

Pendant deux mois, on procède de même ; l'enfant est mis à l'usage du vin de Colchique, de l'eau de Contrexeville ; on pratique en outre des badigeonnages à la teinture d'iode sur le genou.

Aujourd'hui, 10 juin, l'enfant marche parfaitement, il ne reste qu'un peu de tuméfaction de l'extrémité inférieure du fémur ; mais depuis le 14 mai, l'éruption eczémateuse a reparu et persiste encore.

Nous trouvons dans le fait précédent une éruption, une arthrite, une balano-posthite, une seconde arthrite, puis une nouvelle poussée eczémateuse se succédant les unes aux autres et placées évidemment sous l'influence rhumatismale.

L'arthrite offrait en outre les symptômes qu'on regarde comme caractéristiques de l'arthrite prétendue blennorrhagique : une seule articulation — et celle du genou — est envahie ; la peau reste blanche ; l'intensité inflammatoire est peu considérable ; la maladie a une grande tendance à passer à l'état chronique, etc.

Il n'y a pas eu d'uréthrite, mais seulement une balano-posthite, quoiqu'on prétende que l'inflammation de l'urèthre soit indispensable à la production de l'arthrite, dite blennorrhagique.

L'observation précédente n'offre en définitive rien d'anormal : M. Trousseau admet une solidarité non-seulement entre la blennorrhagie et l'arthrite, mais encore entre cette dernière maladie et la dysenterie ; Stoll, de même, pose en principe que la dysenterie qui régnait épidémiquement de son temps, n'était autre chose qu'un *rhumatisme des intestins*.

Le rhumatisme des organes génitaux peut aussi passer à l'état chronique, soit en ne présentant pour symptômes qu'un écoulement séro-muqueux, accompagné d'un gonflement médiocre des parties malades, soit en s'accompagnant d'une induration considérable de ces mêmes parties, avec ou sans écoulement. Nous citerons à ce sujet, la très-intéressante observation donnée par M. Ivaren.

Le 25 février 1848, Victor S...., ouvrier cordonnier, âgé de 31 ans, se présenta dans mon cabinet pour réclamer mes soins, et me fit l'exposé suivant de ses souffrances. Durant sa jeunesse, il avait été exempt de tout mal vénérien. En décembre 1840, à la suite d'un coït impur, il fut atteint de blennorrhagie : l'écoulement ne parut que huit jours après. Dans l'intervalle, il eut des rapports avec son épouse. Il prétend qu'il n'avait à ce moment aucune trace de flux uréthral. Il faut supposer qu'il n'en eut pas la conscience, car au bout de quelques jours sa femme fut prise d'ardeurs en urinant, de cuisson dans le vagin et d'une violente blennorrhagie.

Chez Victor S.... se déclarèrent tous les symptômes de la chaudepisse cordée. Le mari et la femme furent soumis par un pharmacien à des injections astringentes. La femme, soulagée par ce traitement, se prétendit guérie, et se refusa depuis à toute médication. En réalité, elle ne l'était pas, son linge étant resté fortement sali de taches jaunes verdâtres. Quant au mari, cinq à six jours suffirent pour tarir entièrement chez lui l'écoulement de l'urèthre. Mais la verge, dans toute sa partie libre, devint le siége d'une dureté extrême que Victor compare à celle d'un nerf de bœuf, bien qu'elle tombe sur la cuisse, et ne soit pas, par conséquent, en état d'érection. Au bout d'un certain temps, il revoit sa femme, et le flux uréthral se reproduit. Nouvelles injections, nouvelle disparition de l'écoulement. Il communique derechef avec sa femme, et derechef il est pris de blennorrhagie. Pendant quinze mois se reproduisent ces alternatives de rechute et de suppression.

Lorsque l'écoulement était tari, la verge devenait le siége d'une très-douloureuse ardeur et d'une chaleur plus considérable ; plongée dans l'eau froide, elle la chauffait en quelques minutes : le gland devenait rouge comme le sang. La verge, dans un état habituel de fermeté, se gonflait davantage à des intervalles rapprochés, s'allongeait et se durcissait jusqu'à atteindre la dureté d'un morceau de bois. Chose étrange et au rebours de ce qui a lieu ordinairement : si le malade la prenait dans sa main, la pressait, la malaxait, elle s'amollissait, et la fluxion tonique dont elle est le siége, semblait, en l'abandonnant, se porter tantôt à la cuisse, tantôt au mollet aux bras, au front et aux tempes, dont les artères battaient alors avec force, tantôt aux muscles de la nuque, dans lesquels les mouvements de la tête faisaient naître de vives douleurs. Le besoin d'uriner se faisait-il sentir, la verge se détendait ; aux dernières gouttes d'urine, elle redevenait dure et rouge ; un peu d'urine s'échappait involontairement et se répandait dans les vêtements.

Toutes les fois que Victor S.... renouvelait ses rapports avec sa femme, il éprouvait vingt-quatre heures de calme, et comme alors l'écoulement recommençait, tant que celui-ci durait, la verge était beaucoup moins gonflée, beaucoup moins chaude, il ne se manifestait non plus aucune des sensations, aucune des douleurs décrites plus haut. A la longue, l'écoulement, momentanément rétabli par le coït, ne tardait pas à disparaître de lui-même, sans traitement.

Tant que le corps restait plongé dans l'eau d'un bain domestique, la verge restait molle, flasque. A la sortie du bain, elle reprenait sa dureté. Durant la belle saison, Victor S.... essaya les bains de rivière. Lorqu'il restait immobile dans l'eau courante du Rhône, il sentait sa verge se rétracter, se ramasser vers le périnée, et disparaître dans les chairs. Sortait-il de l'eau et s'asseyait-il sur le sable dans les oseraies de la rive, il voyait à l'instant sa verge s'allonger, se durcir et rester collée à l'arcade pubienne, me dit-il dans son langage exalté et hyperbolique, fixe et roide comme le fer d'une javeline qui se serait plantée dans cet os, sans qu'il pût parfois la courber, l'incliner à droite, à gauche, en bas ou en haut, si ce n'est au prix de très-fortes douleurs. Il m'assure avoir été quelquefois obligé d'attendre plusieurs heures pour que cet état se dissipât.

S'étant aperçu qu'après chaque coït, il obtenait un jour de soulagement, il s'avisa de s'approcher de sa femme trois ou quatre jours de suite. Cet essai lui coûta cher. L'irritation et la roideur du membre viril furent portées à leur comble. Une douleur atroce se déclara dans le flanc droit, qui, contournant la crête iliaque, descendit dans le testicule droit, et s'y fixant y développa un tel degré de souffrance que le malade était tenté de s'en débarrasser en écrasant, en arrachant de ses mains l'organe séminal. Pour perpétrer cette œuvre, il demanda à plusieurs reprises son tranchet. Il était dans l'excès du délire. Une potion fortement calmante mit heureusement terme à ces atroces douleurs.

Victor S.... souffrait moins, soit de l'état de la verge, soit des douleurs erratiques dont j'ai parlé, lorsqu'il marchait, se promenait ou travaillait à l'air libre, que lorsqu'il restait assis devant son établi. Le séjour du lit, et l'état de supination diminuaient ses souffrances et tendaient la verge. Le réveil et la station verticale ramenaient son état congestif. Un verre de liqueur, une tasse de café exaspéraient ses souffrances.

Au mois de janvier 1843, toutes les douleurs vagues s'étaient concentrées sur le genou gauche. L'extérieur de cette articulation n'offrait aucune rougeur, mais elle était roide, à demi fléchie, et ne pouvait pas être tenue dans l'extension complète. Le malade ne pouvait s'appuyer sur la jambe, et la pression déterminait une vive douleur à la partie inférieure et interne du fémur, dans une étendue de deux pouces. Au bout de vingt jours, cette arthrite disparut.

Depuis six mois, Victor S.... peut voir sa femme sans contracter d'écoulement, bien qu'elle soit restée en proie à des flueurs blanches épaisses et très-abondantes. Victor S.... ne présente aucune éruption à la peau, aucun signe de syphilis constitutionnelle, ni douleurs nocturnes, ni exostoses. Le jet des urines est gros, sans bifurcation, l'émission en est facile. La prostate n'offre aucune apparence de maladie. La veille du jour où il était venu me consulter, Victor S.... avait vu son écoulement reparaître spontanément, sans coït préalable, mais il ne consista qu'en quelques gouttes d'un liquide épais et jaune, émis le matin seulement.

Il était évident, incontestable, que les douleurs rhumatismales erratiques, la névralgie lombo-abdominale, l'arthrite du genou, l'état spasmodique et congestif de la verge, étaient la conséquence de la brusque suppression, des suppressions réitérées de l'écoulement blennorrhagique. Je cherchai d'abord à rétablir le flux uréthral : la verge fut enveloppée de cataplasmes chauds; des boissons nitrées furent prescrites. La goutte militaire continua à se reproduire : ce fut tout. Une sonde fut maintenue à demeure dans le canal : beaucoup de douleur et d'irritation en résulta; point de flux. Des applications de sangsues au périnée adoucirent la maladie, mais ne la guérirent pas. Les balsamiques furent sans effet. Une amélioration plus soutenue suivit l'administration du muriate d'or, mais elle s'arrêta.

Le malade, après plusieurs années de souffrances, était dégoûté des remèdes et à charge à lui-même; il était en proie à une exaltation qui s'est trahie bien clairement déjà dans le narré de ses souffrances, que j'ai recueilli sous sa dictée. J'eus beaucoup de peine à le détourner de ses projets de suicide. Au muriate d'or, je fis succéder le deutochlorure de mercure à très-petites doses; il fut très-longtemps continué. Victor S.... a fini par être débarrassé de ses souffrances générales et de l'étrange état morbide de sa verge. Est-ce le sublimé qui a opéré la guérison? J'en doute. Ordinairement, ses effets sont plus prompts. Je crois plutôt que le mal, dépourvu de spécificité, s'est usé peu à peu, à la longue, comme beaucoup de névroses, *sous la lime du temps*.

Quant à nous, nous voyons dans cette observation : une uréthrite spécifique, — cause déterminante d'un rhumatisme uréthral avec les caractères que nous lui avons assignés, douleur continue, rougeur, *gonflement rénitent*, etc ; puis arthrite du genou, névralgie lombo-abdominale, toutes manifestations d'une même lésion initiale : névropathie vaso-motrice rhumatogénique.

Parfois, l'arthrite peut ne pas se développer immédiatement après la blennorrhagie ; dans le cas rapporté par M. Yvan, on observa, entre l'écoulement uréthral et l'arthrite, le développement d'une ophthalmie qui dura neuf jours ; voici cette observation :

Un capitaine invalide, âgé de quarante ans, d'une constitution grêle, contracte sur la fin de février 1799 une blennorrhagie dont l'écoulement, après avoir été très-abondant, se supprime tout à coup le 12 avril suivant. Dès lors, ophthalmie considérable aux deux yeux. — Petit-lait, collyre, pédiluves. — L'ophthalmie diminue le 21 avril; douleur dans l'articulation du pied droit. A la fin du mois, l'ophthalmie cesse, l'écoulement ne se rétablit pas, la douleur dans l'articulation du pied droit est accompagnée d'un gonflement qui s'aggrave de jour en jour. L'articulation du genou et celle du coude droit deviennent affectées. L'extrémité inférieure gauche participe auss aux douleurs, mais ne se gonfle pas. Le 21 mai, on emploie les antisyphilitiques, et on en continue inutilement l'usage pendant deux mois. Les douleurs augmentent et l'état du malade approche du marasme. L'inoculation d'une matière blennorrhagique récente, à laquelle Yvan eut recours à diverses reprises depuis le 20 août jusqu'au 3 septembre, rétablit l'écoulement les douleurs du malade furent en diminuant ainsi que les gonflements articulaires; il reprit peu à peu son embonpoint ordinaire, et recouvra entièrement la santé.

Dans d'autres cas, les arthrites se déclarent simultanément avec l'uréthrite et les ophthalmies.

Voici les observations rapportées par Brodie; nous avons souligné les passages qui montrent que ce chirurgien était loin, quoi qu'on en ait dit, de voir dans l'uréthrite la cause ou le point de départ des arthrites.

Nous ferons à ce sujet la très-importante remarque suivante :

Dans tous les cas, sans exception, cités par les auteurs où la maladie fut compliquée d'ophthalmie, celle-ci, quoique qualifiée blennorrhagique, fut toujours traitée par des moyens presque insignifiants, et cependant jamais les yeux ne furent perdus : preuve que l'ophthalmie était d'une autre nature! Nous y reviendrons.

Ire Observation.

Un gentleman, âgé de 45 ans, se plaignit vers le milieu de juin 1817, *de symptômes ressemblant à ceux de la gonorrhée;* il y avait écoulement purulent de l'urèthre, avec ardeurs d'urine et érections douloureuses. Le 23 juin, il commença à éprouver quelque douleur dans les pieds : le 24, cette douleur fut plus forte, mais pas assez pour qu'il ne pût parcourir quatre milles en se promenant. Les yeux étaient légèrement enflammés.

Le 25 juin, la douleur des pieds fut plus grave; la conjonctive des yeux était frappée d'une violente inflammation, et accompagnée d'une abondante évacuation de pus.

Ces symptômes redoublèrent d'intensité; le pouls frappait les doigts de 80 à 90 fois par minute; la langue était chargée; le malade ne pouvait fermer l'œil, et était inquiet toute la nuit. Les deux pieds se gonflèrent de partout, il y avait inflammation des membranes synoviales des malléoles : je crus apercevoir que cette affection du pied provenait de l'inflammation des membranes synoviales des articulations du tarse, du métatarse et des orteils. Il disait qu'il ne pouvait mieux comparer la douleur qu'il éprouvait, qu'à celle que lui donnerait la compression du pied sous une vis.

Le 27 juin, le genou gauche fut douloureux, et le jour suivant la synovie distendait excessivement la membrane synoviale de l'articulation. Alors le malade fut entièrement perclus, forcé de garder le lit, et incapable de changer de position sans secours. L'inflammation des yeux et de l'urèthre avait légèrement diminué.

Le 30 juin, l'inflammation des yeux et de l'urèthre s'était beaucoup amendée, et l'écoulement purulent était moins abondant. Les souffrances des articulations étaient aussi moins graves, et les pieds moins gros. Le jour suivant, le genou était pareillement diminué.

Il continua à se rétablir, et, le 10 juillet, le gonflement des pieds était encore moins gros, et celui du genou avait presque entièrement disparu. Le pouls continuait à battre de 80 à 90 fois par minute; la langue était encore chargée. Il éprouvait de la douleur dans les pieds et dans le genou, mais moins forte que précédemment: la nuit n'était pas tout à fait calme.

Le 13 juillet, il se plaignit de douleur dans le genou droit et, le jour suivant, la même douleur se réveilla dans le coude droit et dans l'épaule.

Le genou droit fut ensuite distendu par la sérosité versée dans la cavité de la membrane synoviale, mais non pas au même degré que dans l'autre genou; le gonflement tomba bientôt après. L'épaule et le coude ne furent jamais sensiblement tuméfiés.

Le 1er août, toutes ses souffrances avaient cessé. Les yeux et l'urèthre n'étaient plus enflammés, et l'écoulement purulent à peine perceptible.

Le 5 août, il n'éprouvait plus de douleur que celle que produisait le mouvement; les articulations qui avaient été affectées, étaient engourdies; mais il avait la force de marcher avec des béquilles.

Depuis lors, il se rétablit progressivement. La roideur des jointures diminua très-lentement; mais il fut libre de toute incommodité : il resta plus de temps à recouvrer l'usage de l'épaule que celui des autres articulations.

En décembre suivant, 1817 (à cette époque, il avait presque, mais non entièrement, recouvré l'usage de ses membres), il eut une nouvelle attaque de la maladie. Les symptômes furent les mêmes qu'auparavant; ils se succédèrent dans le même ordre, suivirent la même marche, mais d'une manière moins violente. Cette seconde attaque dura environ six semaines, et le laissa presque impotent.

En mars 1818, *il fut affecté d'une ophthalmie, mais d'une nature différente de celle qui avait eu lieu l'été précédent. L'inflammation s'établit dans les tuniques propres de l'œil; il paraissait probable qu'elles n'allaient pas tarder à former adhérence avec l'iris*, et à détruire ainsi les organes de la vision, si l'on n'avait pas arrêté ses progrès par des saignées répétées et l'usage du mercure.

(Il résulte de ces lignes et de la fin de la troisième observation que c'est Brodie, et non M. Rollet, qui a le premier constaté l'iritis improprement appelée blennorrhagique).

Pour que l'histoire de la maladie fût exposée aussi simplement que possible, j'ai dû décrire les symptômes sans dire jusqu'ici le traitement qui fut employé. — Des sangsues et des vésicatoires appliqués au genou; des liniments rubéfiants mis en usage sur les genoux et les épaules; et des fomentations, s'il y avait forte douleur, formaient les principaux remèdes topiques. *Parmi les divers médicaments qui furent prescrits, aucun ne parut produire plus de bien que le vin de colchique. C'est par l'emploi de ce médicament que commencèrent à s'amender non-seulement les souffrances et les tuméfactions des articula-*

tions, mais même l'inflammation purulente des yeux et de l'urèthre; et je suis très-porté à croire que c'est à lui que le malade dut un rétablissement plus prompt qu'il ne l'attendait.

Si l'ophthalmie, *avec écoulement de pus très-abondant*, avait été *spécifiquement* blennorrhagique, aurait-elle été guérie par ce traitement? — Évidemment, non ! même remarque pour les observations suivantes.

IIe Observation.

Un gentleman eut huit attaques de cette maladie. La première eut lieu dans sa vingtième année, et les autres à divers intervalles dans le cours des dix-sept ans qui suivirent. Dans l'une d'elles, *le premier symptôme fut l'inflammation de l'urèthre, avec écoulement de pus, bien que des circonstances particulières ne lui permissent pas de soupçonner qu'il se fût exposé à contracter cette infection.* Ce symptôme fut suivi d'une ophthalmie purulente, et de l'inflammation de la membrane synoviale. *Dans trois attaques, l'ophthalmie purulente fut le premier symptôme, et fut suivie de l'inflammation et de l'écoulement de l'urèthre;* alors les membranes synoviales s'affectèrent, et *dans les autres quatre attaques, l'affection des membranes synoviales eut lieu sans inflammation préalable des yeux ou de l'urèthre.* La maladie ne se bornait pas aux membranes synoviales des articulations, mais elle s'étendait aussi à celle des bourses muqueuses. Dans quelques-unes des attaques, les muscles de l'abdomen étaient douloureux, sensibles et sujets à se contracter spasmodiquement; et il y avait quelquefois empêchement à la respiration, qui paraissait tenir à une semblable affection du diaphragme. La forme aiguë de la maladie, dans ce cas, dura depuis six semaines jusqu'à trois mois, mais il s'écoula presque un an avant le recouvrement parfait de l'usage de ses membres. Le dernier accès commença en juillet 1817; et, au commencement de mai 1818, étant encore boiteux, il fut atteint d'une inflammation très-violente de la sclérotique *et de l'iris d'un œil*, qui fut domptée par d'abondantes saignées et par l'administration du mercure.

IIIe Observation.

Un autre gentleman fit le récit suivant de ses souffrances : Dans l'année 1809, il eut des symptômes *analogues* à ceux de la gonorrhée; ces symptômes ayant duré quelque temps, donnèrent lieu à l'inflammation et à l'engorgement d'un testicule; Ces phénomènes furent suivis d'une ophthalmie purulente et de l'inflammation des membranes synoviales. En 1814, il eut une pareille attaque à l'exception de l'engorgement du testicule; et, en 1816, lorsque je fus consulté, il souffrait encore d'une inflammation chronique des membranes synoviales des genoux et des malléoles, suite de la dernière attaque qui paralysa, pour ainsi dire, les membres inférieurs.

IVe Observation.

Dans un quatrième cas, *le malade souffrit d'une ophthalmie grave qui fut accompagnée de l'inflammation de l'urèthre*, et par suite les articulations furent prises; mais je n'ai pas eu occasion de suivre la marche de cette maladie, et je n'ai rien su de particulier. »

D'autres fois l'arthrite ne se manifeste que lorsque la blennorrhagie est guérie depuis un temps assez long, témoin l'observation de Cuynat, relative à une arthrite survenant vingt jours après la guérison de la blennorrhagie :

Blennorrhagie fort intense combattue d'abord par les évacuations sanguines, les demi-bains, les boissons émollientes, les calmants. Suppression subite de la maladie par un écart de régime et l'exposition au froid. Vingt jours après, développement d'une arthrite intense au genou gauche; traitement déplétif local, émollients à l'intérieur, applications relâchantes et narcotiques. Augmentation des symptômes. Introduction à demeure d'une bougie de gomme élastique dans l'urèthre.

Dès le lendemain, douleur en urinant, rétablissement de l'écoulement uréthral le jour d'après, et bientôt disparition de l'arthrite.

L'arthrite dite blennorrhagique peut se manifester dans le cours d'une inflammation de la matrice ; M. Velpeau en rapporte un exemple. M. Malgaigne cite deux cas où l'arthrite était concomitante d'engorgement du col de la matrice, et où la guérison fut obtenue à l'aide de l'aconit et de l'opium. Dans la dernière observation la maladie utérine guérit sous l'influence du repos seulement, dit M. Malgaigne, sans s'expliquer sur la nature de cet engorgement qui nous paraît évidemment rhumatismal.

Plus rare chez la femme que chez l'homme, — comme le rhumatisme articulaire en général, — l'arthrite dite blennorrhagique a été observée plusieurs fois par J. Cloquet et Blandin, dans des articulations autres que celles du genou. Voici une observation donnée par Blandin.

Une jeune fille de dix-neuf ans entre à l'Hôtel-Dieu, dans les salles de M. Blandin, pour un gonflement assez considérable du poignet droit, sans changement de couleur à la peau, qui ne présentait non plus aucune trace de contusion, aucune plaie. Cette malade, interrogée sur la cause et le début de son affection, prétendit que ce gonflement était survenu après une chute qu'elle avait faite sur le côté, et dans laquelle le signe de violence extérieure fit concevoir à M. Blandin quelques doutes sur la réalité de cette cause ; cependant, dans l'impossibilité où il était de remonter d'une manière certaine à la connaissance de la cause réelle, il se borna à prescrire l'immobilité du membre qui fut fixé sur une attelle, et l'application de cataplasmes émollients. Des questions faites de nouveau à la malade firent enfin découvrir une circonstance à noter; c'est qu'elle avait depuis près d'un mois un écoulement blennorrhagique, qui s'était supprimé la veille de son entrée à l'hôpital. De plus, on apprit encore que, plusieurs jours avant son admission à l'Hôtel-Dieu, cette malade avait eu, pendant la durée de son écoulement, un gonflement analogue de l'articulation tibio-tarsienne, gonflement qui avait disparu pour faire place à celui-ci. Ces circonstances pouvaient faire penser à l'existence d'une arthrite blennorrhagique, et c'est à cette idée que s'arrêta M. Blandin.

M. Rayer cite deux cas où les arthrites suivirent des vaginites aiguës : chez l'une des malades, l'articulation du coude fut seule prise; chez l'autre, *toutes* les articulations furent envahies successivement.

M. Baudens, dans un cas où l'arthrite fut tellement intense qu'il fallut ponctionner à deux reprises le genou malade, dit que l'écoulement augmentait quand le genou allait mieux et diminuait ou même se supprimait quand l'articulation allait plus mal. La guérison ne fut obtenue que par le sulfate de quinine.

M. Bauchet a vu une arthrite blennorrhagique suppurer et l'articulation (celle du coude) s'ankyloser.

Enfin, *la blennorrhagie qu'on regarde comme la cause du rhumatisme peut ne survenir qu'après celui-ci!!!* C'est ce qui résulte de nos observations particulières et de celles de M. Ricord qui dit expressément que l'écoulement peut ne se manifester *qu'après l'arthropathie* et que; chez quelques malades, on voit chaque attaque de rhumatisme être suivie d'un écoulement; M. Ricord regarde comme impossible à distinguer les arthrites prétendues blennorrhagiques de celles qui ne le sont pas.

Le même auteur signale en outre des écoulements uréthraux symptomatiques de la goutte et du rhumatisme, *sans qu'il y ait eu coït et par suite possibilité de contagion*, mais malheureusement il se borne à cette affirmation.

Barthez dit que les hommes habituellement goutteux sont parfois sujets à des gonorrhées dont la nature est purement arthritique (rhumatismale); Whitt a observé le même phénomène.

Kœmpf, d'après Tilénius, cite un homme qui avait tous les deux ou trois ans une attaque de goutte très-complète qui commençait toujours par un flux de l'urèthre semblable à une chaudepisse.

Murray, qui regardait la goutte comme congénère du rhumatisme, dit fort bien qu'indépendamment de l'effet que peut avoir la tendance singulière des humeurs goutteuses à se porter sur les voies urinaires, la congestion de ces humeurs sur les parties génitales est souvent produite par des efforts extraordinaires dans ces parties; d'autant que de semblables efforts, qui irritent ou qui affaiblissent un organe qui était exempt de goutte dans un sujet goutteux, détermine fortement l'humeur goutteuse à s'y porter.

Barthez cite le fait suivant :

« Un homme sujet à des affections dépendantes d'une cachexie goutteuse fut attaqué, et sensiblement par la même cause, d'un écoulement d'humeurs muqueuses par le canal de l'urèthre. Cet écoulement ayant été diminué et presque arrêté par un topique résolutif appliqué au périnée, l'urèthre fut affecté dans les parties voisines du périnée d'une irritation vive, qui produisit une difficulté d'uriner très-forte et très-douloureuse. — Peu de temps après, le malade fut exposé à une suppression générale de la transpiration avec un mouvement de fièvre, ce qui fut suivi d'une affection catarrhale inflammatoire du col de la vessie et de la partie continue de l'urèthre. Il s'établit un catarrhe violent et tout à fait extraordinaire d'humeurs muqueuses qui fondirent sur les parties affectées. — Le malade souffrit alors pendant l'espace de trente six heures des attaques presque continuelles d'une sorte de ténesme très-violent dans la vessie et l'urèthre. Ces attaques qui étaient accompagnées de douleurs atroces, et qui se répétaient toutes les cinq ou six minutes sans interruption, firent rendre avec quelques filets de sang des humeurs muqueuses très-épaisses qui ne se mêlaient point avec l'urine. *La masse de ces matières muqueuses, qui furent ainsi évacuées dans cet espace de temps, fut estimée du poids de douze à quinze livres.* A la suite de cette fonte, les urines charrièrent sensiblement du pus, mais en petite quantité et pendant peu de temps. Je sauvai la vie de ce malade en lui faisant faire usage de l'opium à grandes doses, pris par la bouche et dans les lavements, et en lui faisant appliquer à plusieurs reprises sur le périnée des sangsues en grand nombre, et jusqu'à dix-huit de suite. »

L'arthrite blennorrhagique coïncide souvent avec un état inflammatoire de l'iris, et une abondante sécrétion se fait dans la chambre antérieure de l'œil; c'est le pendant de la sécrétion du liquide séreux qu'on trouve dans les articulations rhumatisées. — C'est un produit de la diathèse rhumatismale qui avait déjà été observé par Brodie (voir p. 22), et qui a été *réinventé* par M. Rollet.

Aux auteurs qui veulent que l'arthrite soit placée sous la dépendance de la blennorrhagie, on peut encore poser les objections suivantes :

Dans la plupart des observations, on voit que l'écoulement a diminué sensiblement, ou même a été supprimé d'une manière complète, lors de l'apparition de l'arthrite : C'est ce qui résulte, entre autres, des faits rapportés par Reuss, Callisen, Cuynat, Ivan, Roche, Laennec, Chélius, Velpeau, Vidal, Foucart, Blandin, Rayer, Martin Solon, Lucas Championnière, Hervieux, Lagneau, Yvaren, Baudens, etc. — D'un autre côté, on admet assez généralement que la matière blennorrhagique n'agit que localement, par dépôt sur les muqueuses ; à la suite d'un contact impur, les parties souillées deviennent le siége d'une *inflammation spécifique*, d'après la plupart des auteurs qui ont rapporté les observations ci-dessus ; — Je demande comment une matière spécifique, un produit aussi hétérogène, pourrait, tout à coup, à la suite d'un refroidissement, d'une injection, ou de toute autre cause, se mettre en marche, cheminer à travers les tissus, et s'en aller, — comme le haricot de M. Civiale, apparemment, — élire domicile sur la séreuse d'une articulation, — quitte à revenir, par le même chemin, sans doute, à son siége primitif, lorsqu'on trouverait convenable de l'y *rappeler !*.... Ce transport est-il moins impossible que celui des *pédiculus,* en nature, dans les méninges?... non ! il y a là un déplacement des manifestations d'une même affection, la névropathie vaso-motrice primitive... et voilà tout !

M. Duparcque cite le fait suivant comme preuve de la nature rhumatismale des uréthrites en question :

Un nommé Cham... (34 ans), fabricant de meubles, rue Traversière-Saint-Antoine, n° 24, vint me trouver, en février 1813, à l'hôpital Saint-Antoine, où je terminais mon internat. Jamais il n'avait eu de maladies vénériennes; car, marié jeune, il n'avait connu aucune femme avant son mariage; et depuis il n'avait eu de rapports qu'avec la sienne. Il avait eu d'elle trois enfants bien portants et bien vivants. Depuis huit jours, il s'était aperçu, après avoir souffert en urinant, qu'il avait un écoulement. D'où venait cette blennorrhagie? Il était sûr de sa femme, bonne ménagère, tranquille, enfermée au sein de sa famille. Cependant elle seule pouvait la lui avoir communiquée; de là un état d'inquiétude, de perplexité inexprimables. L'ayant interrogé sur les circonstances qui avaient précédé cet écoulement, il m'apprit que, quatre ans auparavant et pendant l'hiver, il avait eu un rhumatisme articulaire aigu, qui l'avait privé de son travail pendant plusieurs mois; que, depuis et à peu près aux mêmes époques, plusieurs articulations redevenaient douloureuses, avec gonflement, comme la première fois, mais avec moins d'intensité et sur un moins grand nombre de parties. Néanmoins ces retours de rhumatisme l'empêchaient de travailler une grande partie des hivers. Depuis deux à trois semaines, ces accidents hivernaux s'étaient reproduits comme de coutume, et la veille même de l'apparition de sa blennorrhagie, il pouvait à peine marcher, les articulations des genoux étant prises. Mais, depuis l'écoulement, les douleurs articulaires avaient presque complétement disparu, puisque le malade avait pu venir à pied de sa demeure à l'hôpital Saint-Antoine. Plutôt pour le rassurer que par conviction, je lui persuadai que cet écoulement provenait de la métastase du rhumatisme. Je lui conseillai d'appliquer des sinapismes autour des articulations auparavant douloureuses, de se tenir chaudement au lit, et d'exciter la transpiration par l'usage abondant d'une tisane de bourrache nitrée. Trois jours après, il me fit appeler. Il était redevenu impotent, mais l'écoulement avait presque entièrement disparu.

On en trouve un exemple remarquable dans l'observation suivante de Plisson, où la nature rhumatismale des accidents qui se succédèrent ne saurait, croyons-nous, être méconnue :

Dans le courant de l'hiver de 1825 et 26, M. G., âgé de vingt-trois ans, et d'une faible constitution, gagna d'une femme de mauvaise vie un écoulement en apparence des plus bénins, mais d'une désolante opiniâtreté, et au début duquel un grainetier herboriste du voisinage, après avoir ordonné quelques bains et une médecine de mauve, lui fit prendre des poudres et des herbages dont il préparait des tisanes, et qu'il édulcorait avec un sirop dont le malade ignore également le nom et les ingrédients.

Il y avait déjà plus de trois mois que M. G. faisait preuve d'une patience et d'une soumission peu communes... mais une diarrhée considérable s'étant déclarée... les parents de M. G. firent appeler près de lui un praticien recommandable de Paris, qui prescrivit la diète, de l'eau de riz gommée, de l'amidon dans les lavements, et des cataplasmes de farine de lin sur l'abdomen.

Le lendemain, le flux diarrhéique n'ayant pas diminué, et des coliques assez vives s'étant fait sentir pendant la nuit, vingt sangsues à l'anus, des bains de siége répétés matin et soir, et quelques pilules de cynoglosse furent ajoutés aux moyens précédents.

Les jours suivants, le malade fut de mieux en mieux, et l'écoulement uréthral qui, durant ce temps, s'était beaucoup réduit, reprit bientôt son premier état; le médecin retourne à Paris.

Plusieurs jours après son départ, le malade vint me trouver (ajoute Plisson), et me fit le récit qu'on vient de lire. Le dévoiement était alors entièrement terminé; la blennorrhagie était redevenue aussi bénigne que dans les premiers mois de son apparition.

La diarrhée qui avait eu lieu quelque temps auparavant, me

aisait redouter l'emploi des excitants balsamiques, dont le contact avec la membrane muqueuse gastro-intestinale ne pouvait avoir que de fâcheuses conséquences. J'allais me déterminer en faveur des injections, *quand tout à coup l'écoulement uréthral se supprima par l'action d'un froid piquant*, dont M. G., qui s'obstinait à rester constamment dans son magasin, ouvert à tous les vents, ne sut aucunement se garantir. *En même temps, et par la même cause, survint un gonflement fort douloureux de l'articulation tibio-tarsienne droite*, qui bientôt s'accompagna de fièvre avec de légères exacerbations le soir. (Douze sangsues sur la malléole interne; cataplasmes émollients sur l'articulation et autour de la verge; exposition trois fois par jour de cette dernière, à la vapeur de l'eau bouillante; dans les intervalles, introduction dans le canal d'un bout de bougie emplastique simple; lavements à la graine de lin; boisson rafraîchissante nitrée; diète.)

Le cinquième jour, état très-satisfaisant du malade; l'urèthre a commencé à fluer de nouveau dans la nuit. (Suppression de la bougie, mais continuation des autres moyens curatifs.)

Le huitième jour, le malade se plaint d'une dureté de l'ouïe; elle augmente le neuvième et le dixième, et devient une véritable surdité. Le flux uréthral, déjà moins abondant hier, est entièrement supprimé ce matin...

Les jours suivants, diminution progressive de la cophose, sans que l'écoulement par l'urèthre ait reparu; les bougies sont abandonnées.

Le dix-huitième jour, l'ouïe est entièrement rétablie, mais le malade va de nouveau en dévoiement.

Le dévoiement augmente pendant quatre jours, met autant de temps à diminuer et n'est totalement arrêté que vers le milieu de la deuxième semaine; mais bientôt après, *retour de la surdité et du gonflement articulaire*, cette fois pourtant sans rougeur à la peau et sans presque de douleur.

La nature rhumatismale de cette succession d'accidents peut-elle être méconnue?

On a prétendu que, dans l'arthrite blennorrhagique, on n'observait pas d'accidents du côté du cœur : — dans un cas nous avons pu en constater ; de même M. Hervieux rapporte deux faits — dont nous reproduisons le second — dans lesquels il y eut des palpitations, de l'oppression et un bruit de souffle très-persistant à la région précordiale.

Merkels, âgé de 23 ans, ébéniste, est entré le 6 mars 1858 à l'hôpital du Midi.

Il est atteint depuis trois semaines d'une blennorrhagie qui s'est compliquée depuis cinq jours de douleurs articulaires principalement localisées dans le genou droit.

Au moment de l'arrivée du malade, l'écoulement ne présentait qu'une médiocre intensité. Nous dûmes le négliger pour nous occuper du genou qui était déjà gonflé, douloureux. Néanmoins il n'existait encore à cette époque aucun appareil fébrile, l'appétit était conservé. Notre premier diagnostic fut donc celui-ci : arthrite blennorrhagique du genou droit. Traitement : frictions avec l'onguent napolitain et l'extrait de belladone, cataplasmes; immobilité absolue du membre malade. Deux portions.

Jusqu'au 13 mars, même état et même traitement.

13 mars. Le malade n'a pas dormi de la nuit. Il a souffert dans les deux genoux et dans les diverses jointures des membres supérieurs et inférieurs. Fièvre intense, langue saburrale, inappétence, soif vive. *Bruit de souffle à la base du cœur, et au premier temps; pulsations cardiaques très-sensibles à la palpation au-dessous du mamelon gauche.* Chiendent nitré, une pilule d'extrait thébaïque pour la nuit; cataplasmes sur les genoux.

Les jours suivants cet état général persiste. Mais le gonflement et la rougeur se prononcent davantage dans les deux genoux ; les articulations tibio-tarsiennes sont également gonflées et douloureuses ; la droite est de plus le siége d'une teinte rosé très-manifeste. Au membre supérieur, c'est dans les poignets et l'épaule gauche que les douleurs sont les plus vives. Le poignet gauche est visiblement tuméfié...

6 avril. Le malade qui était en voie de convalescence est descendu la veille au jardin, mais en rentrant il a été pris de frissons. Les douleurs articulaires se sont manifestées de nouveau, mais particulièrement dans le genou droit, l'épaule et le poignet gauches. Fièvre modérée, persistance du souffle cardiaque. — Chiendent nitré, cataplasmes, bouillons et potages.

12 avril. Tous les symptômes de rhumatisme ont disparu, sauf le bruit de souffle au premier temps à la région précordiale. L'écoulement blennorrhagique qui a persisté pendant toute la durée de l'affection rhumatismale existe encore, quoique peu prononcé. Le malade demande sa sortie.

Arrivons au principal argument, au seul, pour ainsi dire des partisans de l'origine blennorrhagique de l'arthrite.

Un fait a frappé Brandes, c'est que les individus qui, pendant le cours d'une blennorrhagie, avaient été atteints de rhumatisme, gardaient une très-notable prédisposition à subir de nouveau la maladie dès qu'ils contractaient un nouvel écoulement, sans qu'il y eût dans l'intervalle la moindre manifestation rhumatismale.

Le professeur danois cite à l'appui de cette remarque qui, pour lui, a presque la valeur d'une loi, plusieurs observations. La plus concluante est la suivante que nous regrettons de ne pouvoir donner *in extenso*, à cause de sa longueur, mais dont nous allons analyser les points les plus saillants, en les faisant suivre de réflexions critiques.

En 1840, un individu contracte une blennorrhagie qui,

dure six semaines et commence à disparaître sous l'influence du copahu, lorsque surviennent successivement des arthrites apyrétiques du genou droit, du gauche, des articulations du pied et du second doigt, de la main gauche; le rhumatisme dure trois mois...

Aucun détail sur le mode de contagion, la nature de l'écoulement, sa terminaison, etc.; en outre, n'y a-t-il pas loin de ces arthrites multiples à l'arthrite monoarticulaire qu'on prétend caractéristique de la maladie blennorrhagique ?

Le 20 novembre 1844, après quatre ans de santé, il contracte un nouvel écoulement....

La première blennorrhagie était-elle réellement guérie? dans l'affirmative, quelle avait été la cause de ce nouvel écoulement ; quels étaient les caractères de la chaudepisse ?

Le 24, on donne du copahu, et les jours suivants le flux diminue...

L'écoulement était donc déjà bien abondant, *quatre jours après le coït?* — Ce n'est pas un des caractères de la véritable blennorrhagie spécifique.

Le 6 décembre, arthrites des genoux qui persistent jusqu'au mois de mars; on prescrit alors la crème de tartre avec du soufre, l'écoulement augmente; on fait des injections au nitrate d'argent, puis au sulfate de zinc : l'écoulement s'arrête, *mais il reste de la strangurie;* la maladie des articulations qui ne s'était amendée qu'un peu sous l'influence des médications les plus actives, s'améliora beaucoup et bientôt le malade était tout à fait guéri.

La blennorrhagie était-elle bien guérie ?..... Cette strangurie persistante ne me l'affirme point. — D'un autre côté, on a presque toujours constaté une sorte de bascule entre les écoulements et les arthrites et, ici, ce serait le contraire qui aurait lieu : l'arthrite guérirait en même temps que la chaudepisse, au lieu de s'aggraver ! n'est-ce pas une preuve qu'elles sont toutes les deux sous une même dépendance, la diathèse rhumatismale, et que celle-ci était épuisée ?

Pendant deux ans et demi, santé parfaite ; mais au commencement de juin 1847, nouvelle blennorrhagie qui cède à l'emploi du copahu, mais reparaît bientôt...

Même absence de détails que précédemment ; cette chaudepisse, qui paraît et disparaît ainsi pour reparaître, m'a bien l'apparence d'une blennorrhée à recrudescences, d'une *chaudepisse à répétition.*

Huit jours après le début de la blennorrhagie, les deux genoux, puis le coude, l'articulation de la main gauche et les doigts de la main droite sont repris d'arthrites.... On met en usage les traitements les plus variés, sans résultat jusqu'au mois d'octobre.

Dans cet intervalle, on avait observé des accidents du côté du cœur, des palpitations, de la rudesse et une prolongation du premier bruit, pouls dur et fréquent, etc.

Ce fait est à noter pour ceux qui font de l'absence des troubles du côté du cœur, un caractère spécial à leur arthrite blennorrhagique.

Ensuite le malade fut atteint d'une *ophthalmie :* la conjonctive de l'œil gauche était injectée ; il y avait de la céphalalgie et de l'épiphora... on mit des sangsues, mais l'injection fut augmentée; on appliqua alors *un petit sac aromatique*, les symptômes diminuèrent et disparurent après qu'on eut mis un vésicatoire derrière l'oreille....

Singulière ophthalmie !... ne lui donnerez-vous pas aussi l'épithète de *blennorrhagique* ?.... ce n'est qu'un rhumatisme oculaire.

En même temps s'aggravaient les douleurs des genoux, qui avaient été moins intenses pendant la durée de l'ophthalmie...

A la bonne heure! je retrouve ici la *bascule* qui me manquait précédemment.

Alors le malade peut prendre quarante bains russes; en novembre, l'écoulement fut traité par les injections au nitrate d'argent et le cubèbe : il diminua, et quand le malade sortit, le 7 décembre, *il ne restait plus qu'un suintement séreux, sans strangurie.* — Les articulations étaient en assez bon état.

Ces mots, *sans strangurie*, m'indiquent une secrète préoccupation de l'auteur, qui me paraît dire un peu légèrement qu'il ne restait plus qu'uu suintement séreux !... il est bien probable que ce suintement existait depuis sept ans (et existe peut-être encore) à des degrés divers et que le canal de l'urèthre, déjà malade, devenait à chaque poussée rhumatismale le siége de la première manifestation diathésique. — Admettons, si vous le voulez, que dans les intervalles signalés des écoulements, il y avait guérison complète : pourquoi le rhumatisme n'eût-il pas attaqué premièrement l'urèthre avec une régularité parfaite, puisque, en second lieu, il s'en prenait toujours, avec la même régularité, aux eux genoux ?

En l'absence de toute donnée sur les causes de l'écoulement, ne peut-on pas admettre, malgré le mot *contracter* employé par l'auteur, qu'ils ont pu survenir spontanément, ou seulement sous l'influence déterminante d'écarts de régime, d'excès, etc?....

Hors la coïncidence blennorrhagique, ne trouve-t-on pas de ces arthrites, à marche lente, sub-aiguë, douées d'une ténacité remarquable et compliquées de diverses maladies viscérales? — Les particularités relatées par l'auteur rentrent dans les attributions de l'arthrite rhumatismale vulgaire et n'ont rien de pathognomonique.

Enfin, j'ai depuis plusieurs années donné des soins à une femme, âgée de trente-sept ans. Cette femme, a été, à sept ou huit reprises, atteinte d'un rhumatisme articulaire aigu, débutant constamment par l'un des genoux, mais dont les attaques étaient toujours précédées d'un coryza avec larmoiement intense; ce coryza durait trois ou quatre jours et ne cessait que lorsque les articulations se prenaient. Irez-vous, pour cela, mettre les arthrites sous la dépendance du coryza? Feriez-vous intervenir la métastase et la métaptose pour expliquer ce fait, et décorerez-vous ces arthrites des épithètes de *corysiques* ou d'*épiphoriques*, qui, tout néologiquement barbares qu'elles soient, auraient autant le droit d'être appliquées à mes arthrites que celle de blennorrhagiques aux votres?....

Au lieu de voir dans ces récidives si fréquentes de la blennorrhagie et de l'arthrite un lien de filiation entre ces deux maladies, on doit, d'après nous, y voir toute autre chose. Nous nous expliquons. Voici ce que nous trouvons dans la première observation de M. Rollet :

Obs. I. — Tartaret (Joseph), âgé de vingt-quatre ans, boulanger, est entré une première fois, à l'Antiquaille, salle Saint-Jean, 11, le 15 mai 1855. Il avait alors une blennorrhagie qui, huit jours après le début de la maladie, se compliqua de douleurs dans les deux genoux, avec gonflement, accumulation de sérosité, impossibilité de mouvoir les articulations.

La blennorrhagie fut traitée par les moyens ordinaires; l'arthrite fut combattue au moyen de vésicatoires volants et plus tard par les bains de vapeur. *Le malade sortit parfaitement guéri.*

Au mois de février 1856, nouvelle blennorrhagie. Le malade rentre à l'Antiquaille. Quelques jours après son entrée, des douleurs apparurent dans le genou droit, avec gonflement, rougeur, impossibilité de mouvoir le membre. Même traitement que la première fois. Le 25 mars, *le malade sort guéri de son écoulement et de l'arthrite consécutive.*

Troisième rentrée à l'Antiquaille, le 22 septembre 1856. Le malade raconte qu'il a contracté, il y a un mois, une troisième blennorrhagie.

On constate un gonflement douloureux de l'articulation métatarso phalangienne de chaque orteil, avec rougeur des téguments. La blennorrhagie est à l'état sub-aigu. On traite l'écoulement par l'opiat et les injections au nitrate d'argent. On combat l'arthrite au moyen des anti-phlogistiques (six sangsues sur chaque articulation malade, cataplasmes, onction avec le baume tranquille). Plus tard, on administre les bains de vapeur.

Le malade sort le 10 novembre, complétement guéri de la blennorrhagie et du rhumatisme.

M. Rollet donne trois fois *en quinze mois* à son malade des certificats de guérison complète : il faut convenir, s'il était guéri réellement, et nous prions M. Rollet croire que nous n'en doutons nullement, que le pauvre diable jouait de malheur, pour se contagionner trois fois en aussi peu de temps. Il est vrai que onze pages plus loin cette observation change de forme et prend les caractères suivants, le sujet ayant le don d'ubiquité :

Obs. VI. — Tartaret (Joseph), âgé de 24 ans, boulanger, est entré à l'Antiquaille, SALLE SAINT-AUGUSTIN, 4, LE 15 MAI 1855.

Il y a seize jours, le lendemain du coït, le malade s'est aperçu d'un écoulement uréthral. Depuis quelques jours, à la suite d'un excès de fatigue, le prépuce est devenu œdémateux et l'écoulement a redoublé.

Actuellement l'écoulement est abondant, jaunâtre; douleurs vives en urinant; pas d'érections. Pas de fièvre, appétit conservé.

On remarque une ophthalmie double qui a débuté il y a huit jours. Les conjonctives sont un peu rouges; larmoiement. En examinant avec attention, on voit que la cornée a un peu perdu sa transparence. Atrésie légère et déformation des pupilles. Douleur circum-orbitaire.

On réduit le paraphymosis (tisane de guimauve et nymphœa, 0,20 centigrammes de poudre de jusquiame. Huit sangsues derrière chaque oreille. Pédiluves sinapisés).

Le 19 mai, douleurs et gonflement du genou droit. Les yeux vont mieux. L'écoulement n'a pas diminué. (Douze sangsues sur l'articulation, 0,68 centigr. de calomel).

Le 5 juin, les douleurs du genou ont diminué. Hydarthrose. (Vésicatoire sur le genou.)

Le 9 juin, le genou droit va beaucoup mieux ainsi que les yeux. Douleurs dans le genou gauche. (Vésicatoire.)

Le 12 juin, grande amélioration. (Opiat 12 grammes; injections avec la solution de nitrate d'argent 0,05/100; bains de vapeur tous les trois jours.)

Le 23 juin, écoulement uréthral bien diminué. Encore un peu de déformation des pupilles. Douleurs en dedans du genou droit paraissant localisées dans la patte d'oie. (Vésicatoire.)

Le 2 juillet, douleurs en dedans du genou gauche. (Vésicatoire ; injections avec une solution de tannin et de sulfate de zinc.)

Le 20 juillet, encore un peu de raideur dans les deux jointures. (Bains de vapeur.)

Le 11 août, le malade sort complétement guéri.

C'est une *métamorphose* dont nous laissons à M. Ivaren le soin de chercher l'explication !!!

De cette observation qui *complète* la précédente, il ressort pour nous une preuve irrécusable, accablante, établissant que la nature de la maladie uréthrale ne provient pas du dehors, — en 24 heures une maladie par contagion n'a pas eu le temps de se déclarer, — mais bien qu'elle puisait sa source dans un vice constitutionnel dont les symptômes ultérieurs nous montrent la nature rhumatismale.

Ajouterai-je, qu'il est hors de doute qu'une blennorrhagie spécifique puisse être contractée par un malade rhumatisant et garder sa physionomie et son caractère particulier, sans qu'il y ait sur les organes qu'elle affecte aucun appel rhumatismal ? de même n'est-il pas certain qu'une personne atteinte de blennorrhagie peut parfaitement voir survenir, — coïncidemment avec cette blennorrhagie et sans aucun lien avec elle, — une ou plusieurs arthrites rhumatismales ?...

D'un autre côté, une personne peut se trouver sous l'influence latente de la diathèse rhumatismale ; rien n'est venu encore manifester cette prédisposition réelle ; cette personne contracte une blennorrhagie ; une réaction générale, physique par la douleur et l'irritation des parties, mais surtout morale, en est la conséquence ; un retentissement direct ou secondaire a lieu sur tout le système vaso-moteur ; les troubles rhumato-génétiques des organes qui composent ce système se produisent et une ou plusieurs articulations se prennent d'arthrites.

A l'appui de ce que j'avance, n'a-t-on pas vu le cathétérisme, sans autre cause appréciable, déterminer des arthrites même suppurées : Voici un des exemples rapportés par M. Velpeau.

Un des malades qui me l'ont offert (exemple d'arthrite à la suite du cathétérisme), tourmenté depuis longtemps par une coarctation uréthrale, était pris d'un violent accès de fièvre à chaque tentative que je faisais pour lui passer une bougie. Le soir d'un de ces essais, le tremblement et la fièvre furent accompagnés de très-vives douleurs à l'articulation tibio-tarsienne gauche; la suppuration a d'ailleurs été si rapide que le vaste abcès qui en résulta, déjà élevé jusqu'au tiers moyen du péroné, dut être largement ouvert le quatrième jour.

D'un autre côté, nous sommes convaincu que des orchites, des cystites et beaucoup d'autres maladies à symptômes quasi-inflammatoires, concomitants de certaines blennorrhagies, sont de nature réellement rhumatismale, et n'ont pas d'autres origines que les arthrites dont il est surtout question dans ce travail.

Si nos matériaux sont encore insuffisants pour élucider cette question, nous sommes persuadé qu'il suffira de l'avoir formulée pour voir surgir des faits nombreux et concluants.

Enfin, pour en terminer, qu'on se donne la peine de lire toutes les observations qui ont été publiées sur l'arthrite blennorrhagique, et on verra que le traitement, — cette pierre de touche de la nature des maladies, —

que le traitement anti-rhumatismal a toujours été, sauf dans cinq ou six cas, mis en usage et avec les succès les plus réels, non-seulement contre les maladies articulaires, mais encore contre les prétendues chaudepisses coexistantes.... en outre, n'a-t-on pas accusé les anti-blennorrhagiques purs de produire l'arthrite ! — ce qui serait évidemment ridicule, l'économie ne pouvant trouver qu'à gagner à la suppression d'une maladie venue de l'extérieur, n'ayant aucune propriété dépurative — et n'ayant même souvent pas duré assez longtemps, pour qu'il y eût habitude contractée d'un acte révulsif comparable à celui d'un exutoire ancien.

Nous ne prétendons pas dire que la blennorrhagie rhumatismale naisse toujours spontanément; il pourra souvent se faire que l'irritation et l'écoulement primitivement développés sur un point des organes génitaux auront reconnu pour cause prochaine une de celles que nous avons signalées comme pouvant déterminer la chaudepisse simple ou spécifique.

Alors cette inflammation agira dans le sens qu'a si bien exposé Murray et que nous avons cité plus haut; elle mettra en jeu la diathèse rhumatismale préexistante chez le sujet, et, à la blennorrhagie simple, se joindra la fluxion rhumatismale sur les organes génitaux. Ceci nous explique pourquoi certaines chaudepisses qui coïncident avec les arthrites, guérissent sous l'influence des moyens anti-rhumatismaux seulement, tandis que les autres exigent le concours des remèdes anti-blennorrhagiques et des anti-rhumatismaux à la fois; c'est qu'il y a là réellement deux maladies coexistantes et réellement distinctes l'une de l'autre.

Au moment de mettre sous presse, nous observons un cas d'arthrite de ce genre :

M. Dessant, potier d'étain, 56 ans, d'une constitution athlétique, a eu, en 1851, un rhumatisme dorso-lombaire qui dura trois mois; en 1856, bronchite aiguë, avec expectoration très-abondante et durant près de quatre mois; en 1861, rhumatisme intercostal, durant trois mois et cédant à l'usage des révulsifs, du sulfate de quinine et de l'essence de térébenthine à l'intérieur (M. Trousseau).

Au mois de février dernier, M. D..., qui n'a jamais été atteint d'aucune maladie vénérienne, ressent une sorte de pesanteur vers le périnée; il s'aperçoit que le sperme contient du sang. — Après divers traitements, M. D... vient me trouver.

Je constate, par le rectum, un engorgement considérable de la prostate; les vésicules sont normales; par le cathétérisme, rétrécissement du canal au niveau de la prostate, admettant sans effort une bougie n° 5 Charrière, mais écoulement sanguin considérable. Le lendemain, 3 mars, je cautérise le canal, au niveau de la prostate, par le procédé galvano-chimique de Ciniselli, avec un électrode de la grosseur de la bougie n° 5, que je laisse pendant deux minutes dans le canal. Peu de douleur, pas d'hémorrhagie.

Les 4, 5, 6, 7, 9, 11, 12, 13 et 14, nouvelles cautérisations : une bougie n° 11 passe sans difficulté et sans écoulement sanguin; la miction est facile, le jet volumineux, un peu de cuisson au passage, léger écoulement séro-sanguinolent. Le 15, le 16 et le 17, même état : je ne fais pas de nouvelles cautérisations.

Le 18, M. Dessant, qui a passé trois nuits à soigner sa femme, atteinte d'ovaro-péritonite, est pris vers le soir d'un refroidissement brusque. A onze heures, des frissons se déclarent, et le 19 au matin, je constate une arthrite très-douloureuse de l'épaule gauche. — Je formule mon traitement au sulfate de quinine, colchique et opium, liniment rubéfiant; je le fais suivre jusqu'au 21 ; amélioration progressive. Le 24, les articulations du poignet sont envahies ; il y a du délire ; le malade est oppressé; 95 pulsations; douleur précordiale Traitement *ut suprà*. Je porte la dose de sulfate de quinine à 2 gr.

Le 26, la main est libre, les accidents cérébraux et précordiaux ont disparu, mais l'épaule est reprise ; continuation du même traitement.

Aujourd'hui, 28 mars, amélioration des symptômes. Pendant tout ce temps l'écoulement a été en diminuant, et aujourd'hui il est presque tari.

Nous avions affaire à un rhumatisme latent qui s'est declaré coïncidemment avec une lésion uréthrale traumatique, mais sans autre lien avec celle-ci : les causes déterminantes ont été la fatigue et un refroidissement brusque.

Pour nous résumer :

1° *L'arthrite peut précéder le développement de la blennorrhagie.*

2° Elle offre exactement les mêmes caractères que toutes les autres arthrites ; elle peut être sub-aiguë ou aller jusqu'à la suppuration.

3° Elle guérit, lorsqu'elle n'est pas compliquée d'autres éléments pathologiques, sous l'influence des moyens anti-rhumatismaux seuls.

4° Elle peut succéder à des fluxions d'apparence inflammatoire, mais en réalité rhumatismales, de divers organes.

5° Elle peut alterner avec l'orchite, la balano-posthite, l'ophthalmie, la métrite, etc. ; qu'il y ait ou non uréthrite.

6° La blennorrhagie rhumatismale a pour caractères ceux qu'on regarde comme attributifs des manifestations rhumatismales : gonflement rénitent avec dépôt albumineux ou fibrineux dans l'épaisseur des tissus ; douleur variable, mais persistante et continue ; sécrétion muqueuse ou séreuse très-abondante ; mobilité extrême et tendance à disparaître spontanément pour être remplacée par une fluxion semblable sur un autre organe.

Il en résulte, pour nous, et, croyons-nous, pour tous ceux qui voudront juger sans parti pris, qu'au lieu de vouloir placer l'arthrite sous la dépendance de la blennorrhagie, c'est celle-ci, ou plutôt ce sont toutes les deux que l'on doit regarder comme l'expression d'un même vice, la diathèse rhumatismale.

Nous en trouverons encore la preuve dans la nature du traitement qui donne les meilleurs résultats, et que nous allons exposer succinctement :

Traitement

1° *Période aiguë.* — Lorsque la blennorrhagie présente les caractères spéciaux que nous avons énumérés, surtout si le sujet a déjà éprouvé des attaques de rhumatisme, on doit prescrire le traitement suivant :

Faire prendre chaque jour deux litres de la tisane ci-après :

℞	Nitrate de potasse.	10 gr.
	Extr. de chiendent pulv. . .	5 —
	Sucre de lait.	100 —

M. — Faire dissoudre à froid dans deux litres d'eau bouillante.

Donner d'heure en heure une des pilules suivantes, de six à dix par jour, en augmentant graduellement la dose :

℞ Sulfate de quinine. . . . . 1 gr.
Extr. de colchique. . . . . 0,10 centig.
M. F. S. A. pil. n° 10.

Nous avons vu plusieurs fois des uréthrites, que nous avions jugées de nature rhumatismale, disparaître en huit ou dix jours, sous l'influence de ce traitement, ce qui venait confirmer la justesse de notre diagnostic, — l'uréthrite simple ou catarrhale s'exaspérant sous l'action des préparations de colchique.

En même temps, on maintient les organes génitaux exposés à la vapeur de l'eau bouillante à diverses reprises chaque jour ; on les recouvre avec du coton imbibé de baume tranquille ; on prescrit aussi avec beaucoup d'avantage les grands bains de vapeur aromatique.

Lorsque la blennorrhagie rhumatismale reconnaît pour cause occasionnelle une influence extérieure (contact de corps irritants, contagion du pus de la blennorrhagie spécifique, etc.), on doit adjoindre au traitement de la diathèse rhumatismale celui de l'espèce d'uréthrite elle-même qui a été le point de départ, le coup de fouet de la manifestation du rhumatisme.

Lorsque les douleurs sont intenses, les érections pénibles, nous prescrivons concurremment avec les moyens ci-dessus, la poudre suivante, dont on prend un paquet matin et soir, dans un pain azyme :

Opium brut pulv. . . . 0,20 centig.
Camphre pulv. . . . . . 4 gr.
M. — Faites 10 paquets.

2° *Période de décroissance.* — Lorsque l'écoulement aura perdu de son acuité, on en viendra à l'usage de la térébenthine et du copahu, qu'on pourra prendre de la manière suivante :

Pilules de térébenthine et de copahu.

℞	Térébenthine au citron. . . .	10 gr.
	Copahu pur	15 gr.
	Magnésie calc.	q. s.

Faites des pilules de 0,5 décigrammes, dont on prendra quinze ou vingt par jour.

Nous n'avons jamais eu besoin de prescrire d'injections contre les écoulements rhumatismaux qui disparaissent toujours avec facilité.

Ajouter à l'observation de la page 44 :

Le 1er avril, l'épaule redevient douloureuse; on reprend le traitement ; vésicatoire; amélioration. Le 8 avril, fièvre le matin, loquacité, délire ; à 1 heure, Dessant profite d'un défaut momentané de surveillance, pour se briser la tête en se précipitant du haut d'un escalier ! Le 9, état désespéré. M. Gosselin voit le malade.

Allons, partisans de l'arthrite blennorrhagique, admettez, créez, si vous l'osez, la *méningo-encéphalite blennorrhagique*, et vous serez rationnels ! ! !

PARIS. — IMP. VICTOR GOUPY, RUE GARANCIÈRE, 5.

www.ingramcontent.com/pod-product-compliance
Ingram Content Group UK Ltd.
Pitfield, Milton Keynes, MK11 3LW, UK
UKHW032006260826
14628UKWH00005B/2316

9 782014 110425